BEI GRIN MACHT SICH IHR WISSEN BEZAHLT

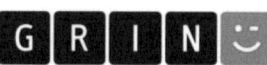

Übergewicht und Adipositas bei Kindern und Jugendlichen. Die Wirkung von körperlicher Aktivität

Ein Konzept zur Reduzierung von Bewegungsmangel und zur Prävention

Lukas Hübner

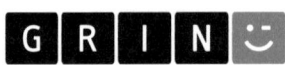

Bibliografische Information der Deutschen Nationalbibliothek:

Die Deutsche Nationalbibliothek verzeichnet diese Publikation in der Deutschen Nationalbibliografie; detaillierte bibliografische Daten sind im Internet über http://dnb.d-nb.de abrufbar.

ISBN: 9783346253538
Dieses Buch ist auch als E-Book erhältlich.

© GRIN Publishing GmbH
Nymphenburger Straße 86
80636 München

Druck und Bindung: Books on Demand GmbH, Norderstedt Germany
Gedruckt auf säurefreiem Papier aus verantwortungsvollen Quellen

Das Buch bei GRIN: https://www.grin.com/document/927368

Deutsche Hochschule für

Prävention und Gesundheitsmanagement

Hermann Neuberger Sportschule 3

66123 Saarbrücken

Einsendeaufgabe

Fachmodul: Gesundheitsmanagement im Sport

Studiengang: Sportökonomie

Datum

Präsenzphase: 21.01. – 24.01.2019

Name, Vorname: Hübner, Lukas

Studienort: **Hamburg**

Semester: **Wintersemester 2016**

Inhaltsverzeichnis

1 Bedarfsanalyse zum gewählten Schwerpunktthema bzw. Gesundheitsproblem

Die folgende Ausarbeitung zeigt ein Rahmenkonzept für ein lebensphasenspezifisches Angebot im Bereich des Gesundheitssportes. Als Schwerpunktthema wurde ein Konzept zur Reduzierung von Bewegungsmangel und Prävention von Übergewicht und Adipositas bei Kindern und Jugendlichen durch gesundheitssportliche Aktivität gewählt. Um ein fundiertes Manuskript anzufertigen, ist es von Nöten, sich vorab mit dem genauen Bewegungsverhalten und den Bewegungsempfehlungen für die genannte Lebensphase zu befassen.

1.1 Bewegungsempfehlungen und Bewegungsverhalten

Um die Bewegungsempfehlungen und das Bewegungsverhalten genauer zu untersuchen, muss eine genaue Definition von Bewegung vorgenommen werden. Nach Bouchard et al. (2012, S. 12) und Dishman et al. (2013, S. 39) beschreibt dieser Begriff jede Bewegung, welche durch die Skelettmuskulatur ausgeführt wird. Weiterer Bestandteil der Definition nach den genannten Autoren ist, dass ein Anstieg des Energieverbrauchs über das Niveau im Ruhezustand vorliegen muss. Ein Gewicht im Normalbereich oder auch ein leistungsstarkes Herz-Kreislauf-System sind nur zwei positive Aspekte, was eine regelmäßige körperliche Aktivität mit sich bringt (Stier, B. et al., 2018 S. 68).

Folgend werden die Bewegungsempfehlungen der World Health Organization mit den Empfehlungen der Länder Deutschland, Österreich und Schweiz nach Graf, C. et al. (2017) tabellarisch verglichen.

Tabelle 1: Bewegungsempfehlungen WHO, Deutschland, Österreich und Schweiz (modifiziert nach: Graf, C. et al. 2017, S. 68)

Land, Jahr	Zielgruppe	Bewegungsempfehlung
World Health Organization, 2010	Children and young people (5-17 years)	- Children and young people aged 5-17 years should accumulate at least 60 minutes of moderate- to virgorious intensity physical activity daily. - Physical activity of amounts greater than 60 minutes daily will provide additional health benefits. - Most of daily physical activity should be aerobic. Vigorious-intensity activities should be incorporated, including those that strengthen muscle and bone, at least 3 times per week.
	Sitting/sedentary	- Not included
Deutschland, 2016	Säuglinge (<1 Jahr) und Kleinkinder (1-3 Jahre)	- Säuglinge und Kleinkinder sollten nicht in ihrem natürlichen Bewegungsdrang gehindert werden. In diesem Lebensabschnitt gilt, dass die Altersstufen sich so viel wie möglich bewegen sollten. Wichtig ist, hierbei auf eine sichere Bewegungsumgebung zu achten.
	Kindergartenkinder (4-6 Jahre)	-Für die Altersgruppe der Kindergartenkinder gilt eine tägliche Bewegungszeit von 180 Minuten pro Tag. Hierbei ist unwichtig, ob diese Zeit aus angeleiteter oder nichtangeleiteter Bewegungszeit besteht.
	Grundschulkinder (6-11 Jahre) und Jugendliche (12-18 Jahre)	- Kinder ab dem Grundschulalter und Jugendliche sollen eine tägliche Bewegungszeit von 90 Minuten und mehr in moderater bis hoher Intensität erreichen. 60 Minuten davon können durch Alltagsaktivitäten, wie z.B. mindestens 12000 Schritte/Tag, absolviert werden.
	Sitzen	Vermeidbare Sitzzeiten sollten auf ein Minimum reduziert werden. Neben (motorisiertem) Transport, z.B. in Babyschale oder Kindersitz, oder unnötig im Haus verbrachten Zeiten betrifft dies insbesondere die Reduktion des Bildschirmmedienkonsums auf ein Minimum: - Säuglinge und Kleinkinder: 0 min - Kinderkartenkinder: möglichst wenig, maximal 30 min/Tag - Grundschulkinder: möglichst wenig, maximal 60 min/Tag - Jugendliche: möglichst wenig, maximal 120 min/Tag
Österreich, 2010	Kinder und Jugendliche bis 17 Jahre	Um die Gesundheit zu fördern: … sollten Kinder und Jugendliche jeden Tag insgesamt mindestens 60 Minuten mit mittlerer Intensität körperlich aktiv sein. … sollten Kinder und Jugendliche an mindestens drei Tagen der Woche muskelkräftigende und knochenstärkende

		Bewegungsformen durchführen.
		... ist es empfehlenswert, zusätzlich Aktivitäten auszuführen, die die Koordination verbessern und die Beweglichkeit erhalten.
	Sitzen	Falls sitzende Tätigkeiten länger als 60 Minuten dauern, werden zwischendurch kurze Bewegungseinheiten empfohlen.
Schweiz, 2006/2013/2016	Säuglinge, Kleinkinder und Kinder im Vorschulalter (0-5 Jahre)	Säuglinge sollen in ihrem natürlichen Bewegungsdrang gefördert werden, indem ihnen mehrmals täglich die Gelegenheit für freie Bewegung in einer altersgerechten Umgebung geboten wird. Kleinkinder und Kinder im Vorschulalter, die ohne Hilfe laufen können, sollen mindestens 180 Minuten (3 Stunden) pro Tag – alleine oder mit anderen Kindern – körperlich aktiv sein.
	Kinder und Jugendliche	Kinder sollten von Geburt an in ihrer Bewegungsfreude unterstützt werden und die Gelegenheit erhalten, sich in vielfältiger Weise zu bewegen. Kindern und Jugendlichen im Schulalter wird aus gesundheitlicher Sicht empfohlen, sich zusätzlich zu den Alltagsaktivitäten täglich mit mittlerer bis hoher Intensität zu bewegen. Basisempfehlungen gemäss aktuellen Erkenntnissen: - Jugendliche gegen Ende des Schulalters sollten sich mindestens 1 Stunde pro Tag mit mittlerer bis hoher Intensität bewegen. - Jüngere Kinder deutlich mehr als 1 Stunde pro Tag.
	Sitzen	Es wird empfohlen, langdauernde Tätigkeiten ohne körperliche Aktivität so weit wie möglich zu vermeiden und sie ab einer Dauer von etwa 2 Stunden durch aktive Bewegungspausen zu unterbrechen.

Nimmt man nun einen Vergleich der verschiedenen Empfehlungen vor, so ist zu nennen, dass sämtliche Quellen für Kinder ab dem sechsten Lebensjahr sowie Jugendliche sich mindestens eine Stunde pro Tag bewegen sollen. Weiter stimmen die nationalen Bewegungsempfehlungen für Kinder im Vorschulalter der Länder Schweiz und Deutschland überein. Hier wird den Kindern eine Zeit von mindestens 180 Minuten täglich empfohlen. Zusätzlich stimmen die Empfehlungen dieser Länder im Punkt sitzende Tätigkeiten überein. Kinder und Jugendliche sollten sitzende Tätigkeiten möglichst vermeiden und auf ein Minimum pro Tag beschränken (Graf, C. et al., 2017).

Nun ist festzustellen, wie die tatsächliche Datenlage zum Bewegungsverhalten der Kinder und Jugendlichen in Deutschland ist. Das Robert Koch Institut (2018a) führte eine Studie namens KiGGS durch, bei der es um das Bewegungsverhalten von Kindern und Jugendlichen geht. Diese durchgeführte Studie unterteilte sich in mehrere Altersklassen. Zum einen wurde die körperliche Aktivität von 3-10-jährigen mittels einer Elternbefragung sowie das Verhalten der 11-17-jährigen per Selbstbefragung ermittelt. Um Vergleichswerte zu erhalten, wurden die Befragungen in drei Zeitabschnitten mit je gleicher Altersgruppe vorgenommen. Über den Zeitraum von 2003 bis 2006 fand eine Basisbefragung statt. Für Referenzwerte wurde eine weitere erste Welle von 2009 bis 2012 und eine zweite Welle von 2014 bis 2017 durchgeführt. Folgende Abbildung befasst sich mit dem Erreichen der Bewegungsempfehlung von mindestens 60 Minuten körperlicher Aktivität pro Tag.

Mädchen	Prävalenz (%)	(95 %-KI)	Jungen	Prävalenz (%)	(95 %-KI)
Mädchen (gesamt)	22,4	(20,9 – 24,0)	Jungen (gesamt)	29,4	(27,6 – 31,2)
Altersgruppe			Altersgruppe		
3 – 6 Jahre	42,5	(39,0 – 46,0)	3 – 6 Jahre	48,9	(45,2 – 52,6)
7 – 10 Jahre	22,8	(20,1 – 25,8)	7 – 10 Jahre	30,0	(27,1 – 33,1)
11 – 13 Jahre	16,5	(14,1 – 19,1)	11 – 13 Jahre	21,4	(18,7 – 24,3)
14 – 17 Jahre	7,5	(6,0 – 9,2)	14 – 17 Jahre	16,0	(13,8 – 18,6)
Sozioökonomischer Status			Sozioökonomischer Status		
Niedrig	25,2	(21,5 – 29,4)	Niedrig	31,1	(26,7 – 35,9)
Mittel	20,8	(19,3 – 22,4)	Mittel	28,6	(26,6 – 30,7)
Hoch	24,4	(21,5 – 27,5)	Hoch	30,6	(27,9 – 33,4)
Gesamt (Mädchen und Jungen)	26,0	(24,7 – 27,4)	Gesamt (Mädchen und Jungen)	26,0	(24,7 – 27,4)

KI = Konfidenzintervall

Abb. 1: Prävalenz von mindestens 60 Minuten körperlicher Aktivität pro Tag [„WHO Empfehlung erreicht"] nach Geschlecht, Alter und sozioökonomischem Status [n = 6.532 Mädchen, n = 6.449 Jungen] (modifiziert nach: Robert Koch Institut, 2018a)

Die aktuellste KiGGS Welle 2 belegt, dass die tägliche Bewegungsempfehlung der WHO mit steigendem Alter bei Kindern und Jugendlichen immer seltener erreicht wird. Während es bei den Mädchen der Altersklasse 3-6 Jahre noch 42,5 Prozent sind, die täglich mindestens 60 Minuten körperliche Aktivität vorweisen, sind es bei den 7-10-jährigen Mädchen nur noch 22,8 Prozent. Mit den steigenden Altersklassen sinkt der Wert weiter bei den 11-13-jährigen auf 16,5 Prozent und bei der letzten Altersgruppe von 14-17 Jahren sind es 7,5 Prozent, welche die tägliche Bewegungsempfehlung erreichen. Das gleiche ist auch bei den Jungen zu beobachten. Im frühen Kindesalter von 3-6 Jahre erreichen mit 48,9 Prozent knapp jeder Zweite die Vorgabe. Bei den 7-10-jährigen sinkt dieser Wert auf 30,0 Prozent, was nicht einmal jedem Dritten entspricht. Der Abfall des prozentualen Anteils zieht sich ebenfalls durch die folgenden Altersklassen. Die Gruppe von 11-13 Jahren erfüllt zu 21,4 Prozent die Vorgabe und bei den 14-17-jährigen sind es noch 16,0 Prozent. Weitere Auffälligkeit lässt sich in Form eines geschlechtsspezifischen Unterschiedes betrachten. Durch sämtliche Altersgruppen bewegen sich Jungen häufiger als Mädchen. (Robert Koch Institut, 2018a, S. 27).

1.2 Datenlage zum Gesundheitsproblem

Der vorherrschende Bewegungsmangel bringt eine Vielzahl von Konsequenzen mit sich. Dieser derzeit vorhandene Bewegungsmangel bei Kindern und Jugendlichen schafft häufig eine unausgeglichene Energiebilanz, woraus eine Zunahme des Gewichts, bis hin zur Adipositas resultiert (Stier, B. et al., 2018, S. 105). Adipositas bereits im Kindes- und Jugendalter mit regelmäßiger körperlicher Aktivität zu behandeln ist durchaus sinnvoll, da durch die Behandlung von Begleit- und Folgeerkrankung für Bundesrepublik hohe Kosten anfallen. Vergleicht man die verursachten Kosten durch eine Inanspruchnahme medizinischer Hilfe, so sind die Kosten etwa 50 Prozent höher als bei Menschen mit Normalgewicht (Deutsches Ärzteblatt, 2016). Die Chronischen Erkrankungen wie Beispielsweise ein Herz-Kreislauf-Leiden, welches sehr häufig auf einer mangelnden Bewegung basiert, verursachten Kosten von rund 35 Milliarden Euro. Erkrankungen des Muskel- und Skelettsystems fielen der Bundesrepublik mit rund 25 Milliarden Euro zur Last (Bundesministerium für Gesundheit, 2008, S. 23). Ein weiterer Risikofaktor, der mit einem Bewegungsmangel einher geht ist die Ausprägung vom Diabetes mellitus (Stier, B. et al., 2018, S. 4) oder auch eine Hypertonie (Stier, B. et al., 2018, S. 284).

Möchte man nun versuchen, eine Ursache für den vorliegenden Bewegungsmangel zu finden, muss der Alltag von Kindern und Jugendlichen etwas näher analysiert werden. Auffällig ist, dass sitzende Tätigkeiten häufig eine lange Zeit pro Tag in Anspruch nehmen. Dieses Phänomen lässt sich sowohl in der Schule, wie auch in der Ausbildung oder im Berufsleben erkennen (Robert Koch Institut, 2018b, S. 4). Ebenfalls ziehen sich die sitzenden Tätigkeiten weiter durch den Alltag in Form des Medienkonsums. Beispiel hierfür ist die verbrachte Zeit vor dem Fernseher sowie vor dem Computer oder dem Smartphone.

Ein weiterer Risikofaktor, welcher aus der Adipositas bei Kindern und Jugendlichen resultiert, ist die Psyche der Heranwachsenden. Kinder und Jugendliche mit einem mäßigen bis starken Übergewicht sind häufiger Hänseleien ausgesetzt oder werden Opfer von Mobbingattacken. Hieraus können Depressionen oder auch ein geringes

Selbstbewusstsein resultieren (Stier, B. et al., 2018, S. 284). Weiter zeigt eine Studie der Ärzte Zeitung (2016) ebenfalls, dass übergewichtigen Erwachsenen, die auch als Kind schon ihres Gewichtes wegen gehänselt wurden, das Abnehmen schwerer fällt und sie häufig übergewichtig bleiben.

2 Wirksamkeit körperlicher Aktivität

Die nachstehenden Tabellen befassen sich mit der Wirksamkeit von körperlicher Aktivität bei vorliegendem Übergewicht und Adipositas im Kindes- und Jugendalter.

Die folgende Studie wurde von Korsten-Reck, U. et al. unter dem Titel „Freiburg Intervention Trial for Obese Children (FITOC): Ergebnisse einer klinischen Beobachtungsstudie" im Jahre 2006 veröffentlicht.

Tab. 2: Wirksamkeit körperlicher Aktivität bei Übergewicht und Adipositas im Kindes- und Jugendalter - Studie 1 (eigene Darstellung)

Literaturquelle	Korsten-Reck, U., Kromeyer-Hauschild, K., Korsten, K., Rücker, G., Dickhuth, HH. & Berg, A. (2006). Freiburg Intervention Trial for Obese Children (FITOC): Ergebnisse einer klinischen Beobachtungsstudie. *Deutsche Zeitschrift für Sportmedizin, 57* (2), 36-41.
Hintergrund und Fragestellung	Ausschlaggebend für diese Studie ist die Zunehmende Prävalenz des Themas. Weiter schafft die Adipositas im Kindesalter eine Vielzahl an Risiken, welche sich auch durch das Erwachsenenalter ziehen. Die Wahrscheinlichkeit, dass adipöse Kinder auch im Erwachsenenalter übergewichtig bleiben, liegt bei etwa 80 Prozent. Somit ist es von Nöten, dieses Übergewicht bereits im Kindesalter zu bekämpfen bzw. ihm vorzubeugen, da durch die medizinische Behandlung hohe Kosten für das Gesundheitssystem entstehen. Die zentrale Fragestellung der Studie besteht darin, ob eine wirksame Behandlung von adipösen Kindern und Jugendlichen in einem ambulanten Setting möglich ist. (Korsten-Reck, U. et al., 2006, S. 36, 40 f.)

Methodik	- Erhebungszeitraum der Daten: zwischen 1990 und 2004
	
	- Allgemeine Daten:
	
	    - 33 Gruppen mit insgesamt 472 Kindern und Jugendlichen
	    - nahezu homogene Gruppen in Bezug auf Anzahl, Alter, Geschlecht
	    - Durchschnittliches Alter bei der Eingangsuntersuchung 10,5 ± 1,5 Jahre
	     ~ Jungen: 10,7 ± 1,5 Jahre
	     ~ Mädchen: 10,4 ± 1,6 Jahre
	    - Nachträgliche Aufnahme einer Kontrollgruppe mit 29 Kindern
	     ~ Durchschnittliches Alter: 10,0 ± 2,8 Jahre

- Einschlusskriterium:
    - ~ BMI über dem 97. Perzentil oder
    - ~ BMI zwischen dem 90. und 97. Perzentil mit einer vorliegenden
      Begleiterkrankung oder einem adipösen Elternteil
- Überweisung zur Teilnahme am Programm erfolgte durch Ärzte und
  therapeutische Einrichtungen

- Ablauf des Programms:

    - Zeit zwischen Eingangs- und Kontrolluntersuchung durchschnittlich
      $8,7 \pm 1,3$ Monate (bei der Kontrollgruppe: $8,6 \pm 3,2$ Monate)
    - Kombination des Programms aus:
        - ~ Organisierter Sport dreimal pro Woche
        - ~ Ernährungsschulung einmal pro Woche (Sportbegleitend);
          7 Kinderschulungsnachmittage und 7 Elternabende alle 4-6
          Wochen
        - ~ Verhaltenstherapie
        - ~ Ernährungs- und Verhaltensschulungen finden separat für Kinder
          und Eltern statt
    - Begleitung der Kinder und Jugendlichen durch gleichbleibende Personen
    - Ziel der Sporteinheiten: Freude an Bewegung lehren und Verbessern der
      motorischen Fähigkeiten
    - Therapieziele knüpfen an Leitlinien der Arbeitsgemeinschaft Adipositas im
      Kindes- und Jugendalter an; Ziele werden regelmäßig neu betrachtet und
      an die individuellen Verhältnisse angepasst

- Erfasste Parameter in der Eingangs- und Kontrolluntersuchung:

    - Körpergröße, Gewicht, BMI und BMI-SDS
        - ~ Berechnung der Perzentile nach LMS-Methode von Cole für
          Jungen und Mädchen von 0-18 Jahren
    - Gesamtcholesterin (CH)
        - ~ Ermittelt mittels enzymatischem Farbtest (CHOD-PAP-Methode)
    - LDL- (LDL-C) und HDL-Cholesterin (HDL-C)
        - ~ Gemessen mittels elektrophoretischem Verfahren
          (Helena REP Diagnostic, Greiner Bio Chemica)
    - körperliche Leistungsfähigkeit (Watt/kg)
        - ~ Ermittelt auf einem Drehzahlunabhängigem Fahrradergometer;
          Anfangsbelastung 25 Watt, alle 3 Minuten Steigerung um 25 Watt,
          Umdrehungszahl von 60-80 U/min. bis zur subjektiven Erschöpfung
    - Mittels Fragebögen: sportliche Aktivität (Stunden/Woche), Fernsehkonsum
      und Computernutzung (Stunden/Tag) etc., Veränderung des Essverhaltens

- Auswertung der Daten erfolgte mittels SPSS 10 für Windows

- Überprüfung der Nominalverteilung mittels Kolmogorov-Smirnov-Test

(Korsten-Reck, U. et al., 2006, S. 37 f.)

Ergebnisse	Ergebnisse der Interventionsgruppen:
	- Steigerung der sportlichen Aktivität von 31 % (Jungs) und 23,4 % (Mädchen) auf ca. 40 %
	- Verringerung des BMI-SDS nach der Maßnahme bei 71,7 % der Teilnehmer;
	- Deutliche Steigerung der Leistungsfähigkeit
	- Gesamt- und LDL-Cholesterin nahm ab und tendenzielle Zunahme des HDL-Cholesterins; Signifikanter Geschlechtsspezifischer Unterschied bei der Gesamtcholesterinabnahme (große Änderung nur bei Jungen)
	- Ergebnisse bei der Kontrollgruppe:
	- BMI-SDS blieb unverändert
	- Cholesterinwerte wiesen eine tendenzielle Verschlechterung auf
	- Leistungsfähigkeit blieb unverändert
	(Korsten-Reck, U. et al., 2006, S. 39)
Diskussion und Schluss-folgerungen	- Das Ziel der relativen Gewichtsreduktion oder einer Gewichtsstabilisation bei einem Längenwachstum konnte bei den Teilnehmer n/innen erreicht werden, während bei der Kontrollgruppe der BMI-SDS keine Verbesserung aufwies.
	- Trotz möglicher statistischer Fehler und Fehlern aufgrund der Gruppenzusammenstellung gilt die Studie als aussagekräftig. Künftige Studien müssen jedoch diese Aussage weiter überprüfen.
	- Die sehr geringe Ausstiegsrate von acht Prozent lässt darauf schließen, dass die Intervention im Sinne der Zielgruppe lag.
	- Im Anschluss der Studie sollte eine Integration der Kinder in Sportvereine und eine Motivation zum eigenständigen Sporttreiben erreicht werden.
	(Korsten-Reck, U. et al., 2006, S. 39 f.)

Die nachstehende Tabelle basiert auf den Ergebnissen der Studie „Effects of a Combined Inpatient-Outpatient Treatment of Obese Children and Adolescents", welche von Adam, S. et al. (2009) publiziert wurde.

Tab. 3: Wirksamkeit körperlicher Aktivität bei Übergewicht und Adipositas im Kindes- und Jugendalter - Studie 2 (eigene Darstellung)

Literaturquelle	Adam, S., Westenhöfer, J., Rudolphi, B. & Kraaibeek, H.-K. (2009). Effects of a Combined Inpatient-Outpatient Treatment of Obese Children and Adolescents. *Obesity Facts, 2,* 286-293.
Hintergrund und Fragestellung	Da sich die Zahl der Übergewichtigen und adipösen Kinder in Deutschland seit den 80ern und 90ern mehr als verdoppelt hat, sahen die Autoren der Studie einen dringenden Handlungsbedarf. Das frühe Handeln beim Bekämpfen des Übergewichtes kann die gesundheitlichen Risiken minimieren.
	Ziel dieser Studie war es, die Wirksamkeit einer stationär-ambulanten Intervention in Bezug auf den BMI-SDS zu belegen.
	(Adam, S. et al., 2009, S. 286 f.)

Methodik	- Allgemeine Daten:
	- Es lag eine Interventionsgruppe und eine Kontrollgruppe vor. Die prozentuale Geschlechterverteilung sowie das Alter war in beiden Gruppen ähnlich.
	- Interventionsgruppe:
	- Teilnehmer: 162
	- 58% Weiblich
	- 42% Männlich
	- Durchschnittliches Alter bei der Eingangsuntersuchung 12,5 ± 1,35 Jahre
	- Kontrollgruppe:
	- Teilnehmer: 75
	- 58% Weiblich
	- 42% Männlich
	- Durchschnittliches Alter bei der Eingangsuntersuchung 11,9 ± 1,19 Jahre
	- Einschlusskriterium für die Teilnahme an der Studie war ein Mindestalter von 10 Jahren, sowie ein BMI über dem 97. Perzentil
	- Die Intervention setzte sich aus einer stationären, sowie einer darauffolgenden ambulanten Behandlung zusammen. Die Kinder und Eltern waren über den gesamten Ablauf aufgeklärt. In Kleingruppen sollte eine Verbesserung ihres Bewegungs- und Ernährungsverhalten geschult werden.
	- Ablauf der stationären Behandlung:
	- Dauer von 6 Wochen
	- Vermitteln von Inhalten zum Thema Diät- und Ernährungsschulung durch Ernährungsberater sowie zum Thema Bewegungs- und Verhaltenstherapie
	- Ablauf der ambulanten Behandlung:
	- Dauer von 10,5 Monaten mit 11 Behandlungen à 60 Minuten
	- Bei den Kindern vor Ort wurde zum Thema Ernährung, Verhaltenstherapie und körperlicher Bewegung geschult
	- Professionelle Betreuung der Kinder durch Fachpersonal
	- Zum Erfassen der Daten fand eine Eingangsuntersuchung, sowie eine weitere Erhebung nach 6 Monaten statt.
	- Für die statistische Analyse wurde der Wilcoxon Test sowie der Mann-Whitney U-Test verwendet.
	(Adam, S. et al., 2009, S. 287-290)
Ergebnisse	Die Interventionsgruppe konnte eine signifikante Verbesserung des BMI-SDS verzeichnen. Hier konnte im Mittel eine Senkung um 0,36 ± 0,34 innerhalb des Interventionszeitraumes von sechs Monaten erreicht werden. Ebenso die Selbstwahrnehmung und das Lebensgefühl konnten einen subjektiven Anstieg zur Folge haben. Ebenfalls das Essverhalten der Teilnehmer wurde durch die Intervention positiv beeinflusst.
	Bei der Kontrollgruppe waren keine deutlichen Unterschiede festzustellen. Der BMI-SDS änderte sich in dieser Gruppe lediglich um 0,04 ± 0,17. Dies stellt eine nicht nennenswerte Schwankungsbreite dar. Weiter war kein signifikanter Unterschied im Essverhalten und der subjektiven Selbstwahrnehmung festzustellen.
	(Adam, S. et al., 2009, S. 290 f.)

Diskussion und Schlussfolgerungen	- Das Ziel der relativen Gewichtsreduktion oder einer Gewichtsstabilisation bei einem Längenwachstum konnte bei den Teilnehmer n/innen erreicht werden, während bei der Kontrollgruppe der BMI-SDS keine Verbesserung aufwies. Somit wurde gezeigt, dass diese Kombination aus stationärer und ambulanter Behandlung bei Kindern und Jugendlichen mit adipositas durchaus als hilfreich eingestuft werden kann.
	- Die Gesamtdauer des Interventionsprogramms betrug 12 Monate. Aufgrund ethischer Bedenken haben sich die Forscher allerding auf sechs Monate beschränkt.
	(Adam, S. et al., 2009, S. 290-292)

3 Zielgruppe

Um ein spezifiziertes Gesundheitskonzept entwickeln zu können, muss definiert werden, an wen sich dieses Konzept richtet. Hierfür ist es essenziell eine möglichst genaue Zielgruppe zu definieren, damit das Programm passend auf die Teilnehmer abgestimmt ist. Folgend wird die gewählte Zielgruppe tabellarisch aufgezeigt.

Tab. 4: Definition der Zielgruppe (eigene Darstellung)

Allgemeine und Biometrische Daten	Alter: - 6 -15 Jahre
	Geschlecht: - Jungen und Mädchen
	Familienstand: - Ledig
	BMI: - 25 - 34,9 (Adipositas Grad I)
	
	Eltern: - Bildungs- und Einkommensschwacher
	        Haushalt
	    - mindestens ein Elternteil mit Migrationshintergrund
	    - mindestens ein Elternteil Adipositas $\geq$ Grad I

Allgemeiner Gesundheitszustand	Die Teilnehmerinnen und Teilnehmer weisen keinen bedenklichen Gesundheitszustand auf und befanden sich zurückblickend auf die letzten 12 Monate in keiner internistischen oder orthopädischen Behandlung. Falls eine Behandlung in den letzten 12 Monaten vorliegt, ist eine ärztliche Unbedenklichkeitsbescheinigung für die Teilnahme Pflicht.
Relevante Gesundheitsrisiken/-belastungen	- Erhöhter Blutdruck - Diabetes Mellitus Typ II - Bewegungsmangel: Nichterreichen der Definition nach WHO
Bewegungsverhalten	Aktuell liegt der Bewegungsumfang bei weniger als 150 Minuten pro Woche. Eine aktive Vereinsmitgliedschaft ist nicht gegeben oder liegt mindestens 36 Monate zurück.
Kontraindikatoren	- Adipositas Grad $\geq$ II, Hypertonie Stufe $\geq$ II - Kinder und Jugendliche, die aktuell in internistischer oder orthopädischer Behandlung sind

4 Ziele und Inhalte

Die nachstehende Tabelle zeigt ein Gesundheitskonzept, welches auf adipöse Kinder und Jugendliche abgestimmt ist. Hierin werden die Ziele und Inhalte dieses Konzeptes erörtert.

Tab. 5: Ziele und Inhalte des Gesundheitskonzeptes (eigene Darstellung)

Gesamtziel		
Verbesserung der motorischen Fähigkeiten Kraft und Ausdauer		
Zieldimension Gesundheitswirkungen		
Kernziel	Teilziele	Inhalte
1 Stärkung physischer Gesundheitsressourcen	1. Verbessern der zuvor getesteten Ausdauerleistungsfähigkeit 2. Verbesserung der motorischen Fähigkeit Kraft	1. Ausdauertraining in Form von Gruppenspielen 2. Stärkung der Skelettmuskulatur durch ein Langhanteltraining in der Gruppe
2 Verminderung von Risikofaktoren	1. Gewichtsreduktion 2. Senkung des Blutdrucks der Teilnehmer	1. - Für Kinder: Spielerisches Vermitteln von Grundlagen zur gesundheitsbewussten Ernährung (-> welche Lebensmittel tun Ihnen und Ihren Kindern gut?) -Für Eltern: Infoabende zum Thema gesundheitsbewusste Ernährung 2. Durch die regelmäßige Bewegung in den Kursstunden und der Freizeit, sowie der daraus resultierenden Gewichtsreduktion soll der Blutdruck in den Normalbereich gebracht werden.

3 Stärkung psychosozialer Gesundheitsressourcen	1. Stärken des Selbstbewusstseins 2. Hilfsbereitschaft und Gruppenfähigkeit fördern	1. Durch das Herausstellen der individuellen Stärken und Talente sollen die Kinder ein gestärktes Selbstbewusstsein erhalten. 2. Durch die Gruppenspiele und die darin enthaltenen Aufgaben sollen die Kinder lernen, einander zu Helfen. Einige Spiele sind so gestaltet, dass die Kinder zur Bewältigung von Aufgaben auf gegenseitige Hilfe angewiesen sind.
4 Bewältigung von Beschwerden und Missempfinden	1. Psychische Beschwerden reduzieren (z.B. Abbau von Aggressionen sowie Stress und stärken des Selbstbewusstseins) 2. Reduzieren von Gelenksschmerzen	1. Durch die körperliche Aktivität im Kurs und ein intensives Training sollen die Teilnehmer/innen Stress und Aggressionen abbauen können. Am Anfang jeder Stunde sollen die Teilnehmer/innen ein kleines Feedback zur letzten Stunde geben. Dieses Reden vor der Gruppe soll das Selbstwertgefühl und das Selbstbewusstsein wieder stärken. 2. Durch eine Kombination aus Kraft- und Ausdauertraining soll die Muskulatur und somit der gesamte Bewegungsapparat sowie die Gelenke gestärkt werden.

Zieldimension Verhaltenswirkungen		
Kernziel	Teilziele	Inhalte
5 Aufbau von Bindung an gesundheitssportliche Aktivität	1. Erfolge nachhaltig sichern und weiter Ausbauen 2. Bewegung in den Alltag integrieren	1. Durch die verbesserte körperliche Verfassung sowie das gesteigerte Körpergefühl soll die körperliche Aktivität kein Zwang sein, sondern den Teilnehmer/innen Spaß bereiten. 2. Kindern Wege aufzeigen, wie die Bewegung auch im Alltag weiter erhalten bleibt (z.B. Strecken wie den Schulweg zu Fuß oder mit dem Fahrrad zurücklegen)
Zieldimension Verhältniswirkungen		
Kernziel	Teilziele	Inhalte
6 Verbesserung der Bewegungsverhältnisse	1. Schaffung von weiterführenden Möglichkeiten zur sportlichen Aktivität 2. Langfristige Bindung an die Bewegung durch das Herauskristallisieren der individuellen Interessen und Stärken	1. Kooperationen mit Schulen, Vereinen sowie Kinder- und Jugendzentren. 2. Die Kinder sollen durch vielfältige Bewegungsformen feststellen, dass körperliche Aktivität sehr vielfältig ist. Der Einblick in mehrere verschiedene Sportarten (welche auch in der Umgebung angeboten werden) soll das individuelle Interesse für eine der Formen der Bewegung steigern.

5 Literaturverzeichnis

Adam, S., Westenhöfer, J., Rudolphi, B. & Kraaibeek, H.-K. (2009). Effects of a Combined Inpatient-Outpatient Treatment of Obese Children and Adolescents. *Obesity Facts, 2*, 286-293.

Ärzte Zeitung. (2016). *Mobbing verhindert langfristiges Abnehmen.* Zugriff am: 01.04.2019. Verfügbar unter: https://www.aerztezeitung.de/medizin/krankheiten/adipositas/article/906507/studie-mobbing-opfer-koennen-langfristig-schlechter-abnehmen.html

Bouchard, C., Blair, S. N. & Haskell, W. L. (Hrsg.). (2012). *Physical activity and health* (2nd ed). Champaign, IL: Human Kinetics.

Bundesministerium für Gesundheit. (2008). *Das Robert Koch-Institut – das Public Health Institut für Deutschland RKI 2010.* Paderborn: Bonifatius GmbH.

Dishman, R. K., Heath, G. & Lee, I.-M. (2013). *Physical activity epidemiology* (2nd ed). Champaign, IL: Human Kinetics.

Deutsches Ärzteblatt. (2016). *Welche Kosten Adipositas verursacht.* Deutscher Ärzteverlag GmbH. Zugriff am: 02.04.2019. Verfügbar unter: https://www.aerzteblatt.de/nachrichten/72148/Welche-Kosten-Adipositas-verursacht

Graf, C., Kriemler, S. & Titze, S. (2017). Bewegungs-Richtlinien für Kinder und Jugendliche in Deutschland, Österreich und der Schweiz. *Swiss Sports & Exercise Medicine, 65* (3), 66-70.

Korsten-Reck, U., Kromeyer-Hauschild, K., Korsten, K., Rücker, G., Dickhuth, HH. & Berg, A. (2006). Freiburg Intervention Trial for Obese Children (FITOC): Ergebnisse einer klinischen Beobachtungsstudie. *Deutsche Zeitschrift für Sportmedizin, 57* (2), 36-41.

Robert Koch Institut. (2018a). KiGGS Welle 2 – Gesundheitsverhalten von Kindern und Jugendlichen. *Journal of Health Monitoring, 2* (1), 24-31.

Robert Koch Institut. (2018b). KiGGS Welle 2 – Gesundheitsverhalten von Kindern und Jugendlichen. *Journal of Health Monitoring, 3* (2), 1-63.

Stier, B., Weissenrieder, N. & Schwab, O. S. (2018). *Jugendmedizin* (2. Aufl.). Berlin: Springer.

World Health Organization (2019). *Physical activity and young people*. Zugriff am: 06.02.2019. Verfügbar unter: https://www.who.int/dietphysicalactivity/ factsheet_young_people/en/

6 Abbildungs- und Tabellenverzeichnis

6.1 Abbildungsverzeichnis

6.2 Tabellenverzeichnis